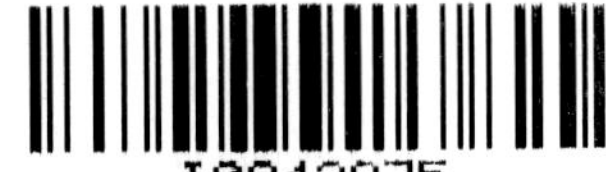

I0842975

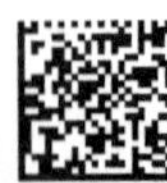
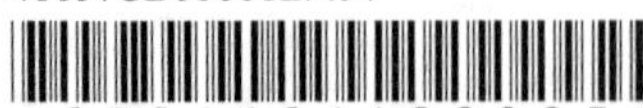